スキルス胃がんからの生還

あなたならどのように闘いますか

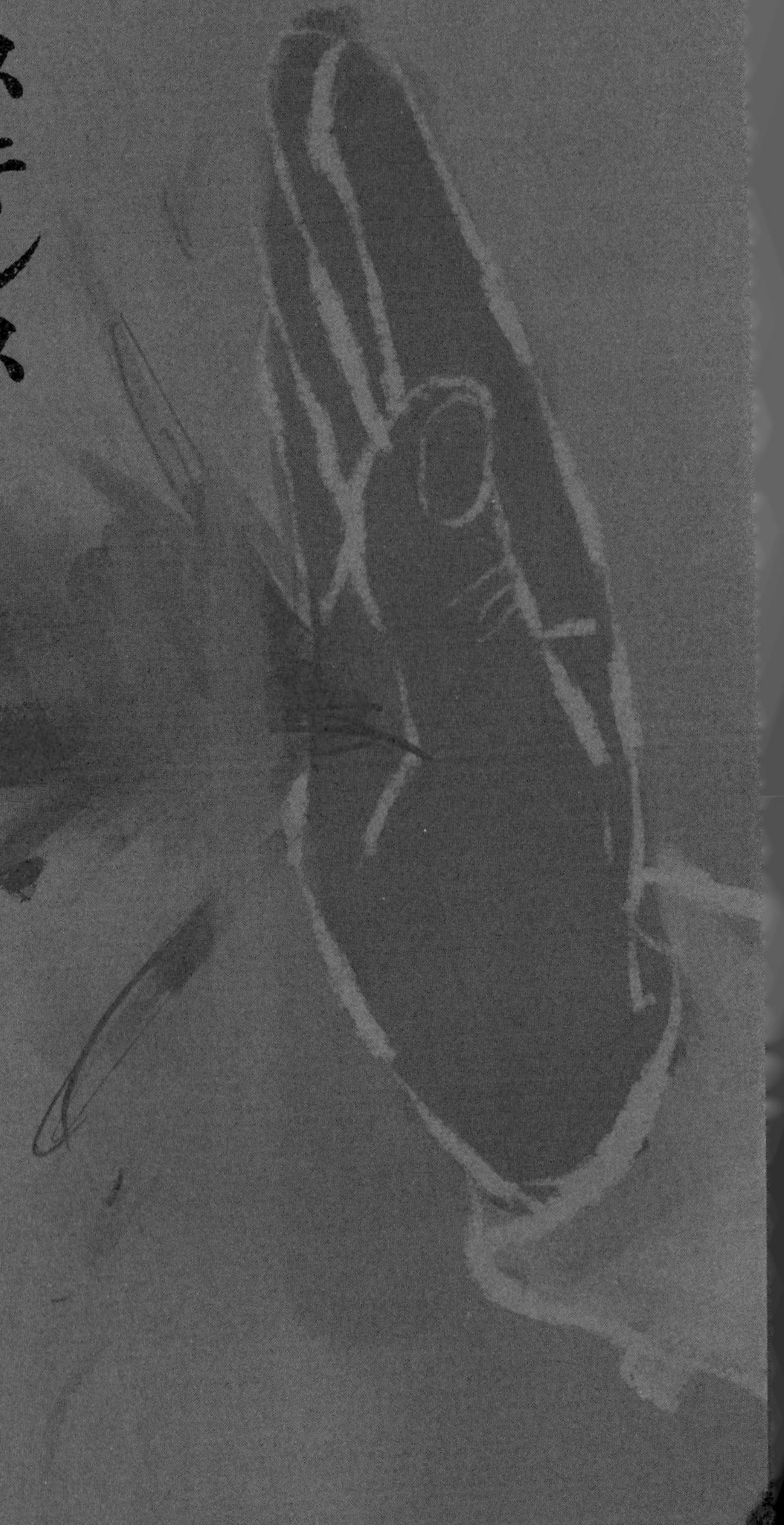

星野裕作
YUSAKU HOSHINO

幻冬舎 MC

スキルス胃がんからの生還

あなたならどのように闘いますか

本作は、著者のがん克服体験に基づく見解であり、がんに負けない免疫力を獲得するための、生活習慣についてまとめた書籍です。

目次

はじめに

２０１５年8月15日、61歳のとき突然胃の壁が破れました。スキルス胃がんの進行により、胃壁が破れたのです。

今まで体験したことのない激痛で、何も考えられず何が起こったのかわかりません。救急車で運ばれ、総合病院救命室での処置、待機、緊急手術、ＩＣＵ・ＨＣＵ・一般病棟での治療など今思えば悪い夢を見ていたのかもしれません。

スキルス胃がんは、転移しやすく進行が早い難治性の悪性がんです。手術ができる状態で発見されたとしても、５年平均生存率はわずか約15％～20％、胃がん全体の実測生存率の61・5％（２０１１－２０１２）と比べると暴走性のスーパー悪性がんです。

そんな中で２０２３年1月現在、発症から7年５ヵ月が経過しました。

私は、１９７７年（昭和52年）４月、地元の企業に入社してから41年間主に経理・総務・企画などの管理部門を歩んできましたが、２０１８年（平成30年）３月、64歳で長年勤めた企業をリタイアしました。リタイアしたあとは、週に3日ぐらい嘱託での仕事をしております。これは金銭面もありますが、まだまだ社会とは関わっていたいし、若さを維持するには働いて少しくらいの刺激・ストレスは大事だと思うからです。

２０２３年1月で69歳になりました。

サラリーマン生活では、入院などを伴う大きな病気を患うこともなく仕事に取り組んできましたが、人生の後半になって初めて大病を体験しました。

もともと胃がん発症の家系ですから、いつかは胃がんになるのかな～とは思っていましたが、こんなにも早く胃がんを発症するとは夢にも思いません。

突然の発症・緊急手術・入院・胃切除手術での後遺症・抗がん剤の副作用など、そのときどきで苦しみましたが、今振り返りますと、長い、長いスキルス胃がんとの闘いの中での医師とのやりとり、そのときどきでの偶然、自分自身の回復への努力と決断などが結果的にラッキーとなり、今の健康体があります。

不思議な体験をしました。がんを発症して、死ぬのが少し怖くなくなりました。もともと臆病で、小さいころから死ぬのは怖かったのですが、胃壁が破れたときの激痛は、このまま死んでもよい、死なせてくださいと哀願するほどでした。激痛に耐えることに精一杯で、死の恐怖など感じる余裕はありません。

細胞が崩れるとき、肉体は悲鳴をあげて死を知らせるのでしょうか。今思うと、これはすごくラッキーなことでした。

【死】が少し怖くなくなり悲観的な考え方をしなくなって、むしろ楽観的な考え方で闘病生活を過ごせました。【なるようにしかならない】との想いです。

これは精神面での感情起伏の安定効果としては、大きかったですね。くよくよと考えるよりは、前向きに毎日の生活を楽しんだほうが気持ちとしては楽ですよね。

現在の日本では、二人に一人はがんを発症・体験すると言われています。

この苦しさは、体験した者でないとわかりません。人生後半になってから私に訪れた突然の試練を、皆さま方にできる限り詳しくお伝えしたいと思います。

がんに対処する知識としてご参考になれば幸いです。

２０２３年７月１日　星野裕作

第1章 突然の発症、そして緊急手術

胃がん発症

２０１５年８月15日、突然胃の壁が破れて発症に気づきました。今まで体験したことのない激痛で、救急車をお願いして総合病院に搬送されたのです。

これから胃がん発症の経緯をお話しする前に、発症と関係するもう一つ私が罹患《りかん》している経過観察中の病気についてお話しします。

２０１１年８月、朝シャワーを浴びていると、左鼠径部《そけいぶ》のリンパ節が硬く盛り上がっているのに気づきました。子供のころはよく足を怪我して、鼠径部のリンパ腺が腫れ痛かった思い出がありますが、この時は触っても痛くありません。

整形外科病院で切除手術をお願いして、細胞生体組織検査で調べることになりました。

後日、病院から電話があり、

「すぐに来院してください」

と言われます。悪い予感がしました。

訪問すると医師から、

「悪性リンパ腫です」

と告げられました。看護師の方が3人おられましたが、皆さん私に目を合わせてくれません。

頭の中が真っ白になりましたが、大学病院を紹介され、後日ドキドキしながらそのまま入院覚悟で大学病院を訪ねます。

大学病院を訪ねた初日に、いろんな検査をしました。特殊な項目での血液検査、CT画像検査、骨髄液を採取しての検査、後日にPET検査です。

結果は、他の部位には転移していませんでした。

この悪性リンパ腫は、発症から約11年が経過しましたが、まだ再発していません。

大学病院の担当医師は、

「悪性リンパ腫の原発巣《げんぱつそう》（最初にがん（腫瘍）が発生したところ）を取り除いているので、再発しないと治療はできません」

と言われます。

私も納得して3ヵ月ごとに、特殊な項目での血液検査とCT画像検査で経過観察となりました。

ところが2014年12月、CT画像検査で胃の幽門《ゆうもん》部、胃壁の厚みの中に腫瘍のようなものが見つかり、詳しい精密検査をおこないました。

【超音波内視鏡下穿刺《かせんし》吸引法】（超音波内視鏡を使って腫瘍に細い針を刺し、腫瘍細胞を回収しての検査、回収した腫瘍細胞で組織検査をおこない診断する）での検査です。

検査の結果は良性でしたので、3ヵ月ごとの検査で経過観察となりました。

２０１５年６月の検査では何も変わらず異常なしで、次回の検査は9月3日でした。ところが、突然8月15日に胃壁が破れて救急搬送されたのです。18ヵ月間変化のなかった良性の腫瘍が、スキルス胃がんに変化して、たった3ヵ月で暴走的に進行したのです。

当時、仕事上でストレスを感じていましたので、免疫力が低下して、細胞の中で突然スキルス胃がんへのスイッチが入ったのでしょうか。


話を、スキルス胃がん発症に戻します。

8月15日は送り盆です。親戚が集まり18時ぐらいから飲食をしておりました。食べ始めたころは異常なかったのですが、そのうち胸がムカムカして目の前の料理が食べられなくなります。すごく気分が悪くなってきましたので、女房に自宅に帰ろうと相談してすぐに自宅に戻ります。自宅では休んでいたのですが、どんどん胃が痛くなりそのうち耐えられないほどの激痛に変わりました。

女房に病院に連れて行ってくれと頼みますが、女房は、

「尋常じゃないから救急車を呼びましょう」

と言います。

自宅の前でサイレンの音を鳴らされるのはね～と救急車を呼ぶのは躊躇していましたが、今までに経験のない激痛に耐えられなくて結局、救急車をお願いしました。

スキルス胃がんとは

スキルス胃がんは、胃にできる悪性腫瘍の一つです。胃がんの中だけではなく、人が発症するさまざまながんの中でも難治《なんち》性のがんです。スキルス胃がんは、胃壁や胃の組織にしみこんでいくように進行し胃壁が硬く厚くなります。

スキルスとは、「硬い腫瘍」という意味のギリシャ語で、【硬がん】などと呼ばれます。

通常の胃がんとは異なり、腫瘍などの病変をつくらないため、内視鏡検査などでは発見が困難です。また、転移しやすく進行が早い厄介ながんなのです。胃壁の厚みの中に潜《ひそ》み、しみこんでいくように胃全体に広がり、発見されたときには手遅れ状態のパターンが多いのです。

細胞は不思議ですね。

正常な細胞で、定めに従い死滅する細胞、再生する細胞。

異常な細胞で、死滅に向かって限りなく増殖するがん細胞。

異常な細胞で、姿を隠し、密かに死滅に向かって限りなく増殖するがん細胞。

これは、タンパク質が組成《そせい》である生物としての人間の細胞が、そんなふうに定められているということでしょうか。それとも、これはタンパク質が進化【変異】した結果なのでしょうか。


今から思うと胃壁が破れたのが、スキルス胃がんとの闘いの中で最初のラッキーだったなと思っています。

たった3ヵ月で胃壁が破れました。3ヵ月前の精密検査では、異常はなかったのです。

つらい思いはしましたが、胃壁が破れたおかげで早期に発見することができたのです。

スキルス胃がんの特徴は、胃壁の厚みの中でしみこんでいくように胃全体に広がりますが、私の場合は横に広がらず、縦に広がって胃壁が破れたのです。

もしも横に広がっていたら、気づくのが遅れて手遅れになっていたでしょう。

救急搬送から救命室

救急車に初めて乗りましたが、激痛で周りを観察する余裕はありません。早く到着してくれと、祈るばかりです。

最初に運ばれたのは、自宅近くの総合病院です。

そこでＣＴ画像検査の結果、医師から、

「うちの病院では手に負えません」

と言われ、すでにいろんな病院に連絡されていました。

やっと受け入れてくれる病院（有名な総合病院）が決まり、また救急車に乗せられて指定された総合病院に向かいます。早く到着してくれと、祈るばかりです。


24時ちょっと前でしたか、やっと到着して救命室に運ばれました。

救命室は、応急処置をして緊急手術をするのか、入院または帰宅させるのかを決める場所ですが、さながら映画で観た『野戦病院』のようです。ベッドは無造作に縦、横、斜めに置かれ、救急車で運ばれた方々のうめき声が、あっちこっちから聞こえます。私はベッドが空いていないので、床にビニールシートを敷いた上に寝かされていました。

胃の激痛は絶頂に達し、医師に何度も哀願しました。

「もっと強い鎮痛薬を投与してください」

しかし、医師はその都度、

「これが一番強い鎮痛薬です。これより強いのは医療用麻薬になるので我慢してください」と言われます。さらに、

「医療用麻薬投与は、全身麻酔が効きにくくなるので我慢してください」と言われました。

しばらくして、検査が始まります。血液採取、体温、心電図、酸素濃度、血圧、血糖値、移動式CT機器での画像検査です。

4時ごろでしたか、私を手術する副担当医師（女医さんです）が面会に来られて、手術についていろいろと説明されていましたが、よく覚えていません。

副担当医師には、当惑する妻のケアなど細やかな配慮をしていただきました。

6時ごろになって、やっとムダ毛を処理され手術着に着替えさせられ、手術は7時からおこなうと告げられます。手術への恐怖などありません。早く何とかしてほしい一心です。移動式のベッドに移され、何か処置をされたような気がしますが覚えていません。

病院の通路を通って、エレベーターに乗って手術室に行ったのは微かに覚えています。もうそのときは、意識が朦朧としており【痛み】は感じません。

やっと緊急手術が始まります。

緊急手術

手術室に入って意識が朦朧としている中で、いくつかのシーンを鮮明に覚えています。運搬用のベッドから手術台に移されたとき、ＴＶで観たきれいな手術台ではなく、マグロの解体ショーで使うステンレス台のようだな……と思いました。

あ～私は、胃壁が破れて内容物が胃の外に漏れているからだと、妙に納得します。

全身麻酔処方の前に、医師から、

「大丈夫ですよ、呼吸はちゃんと機械がしますからね、心臓もちゃんと見ていますから」

と声をかけられましたが、何のことだかわかりません。

あとから知ったのですが、全身麻酔では呼吸が止まるので人工呼吸器を装着するのですね。

医師から、

「今から始めます」

と言われます。その瞬間意識がなくなるのですが、意識が遠の

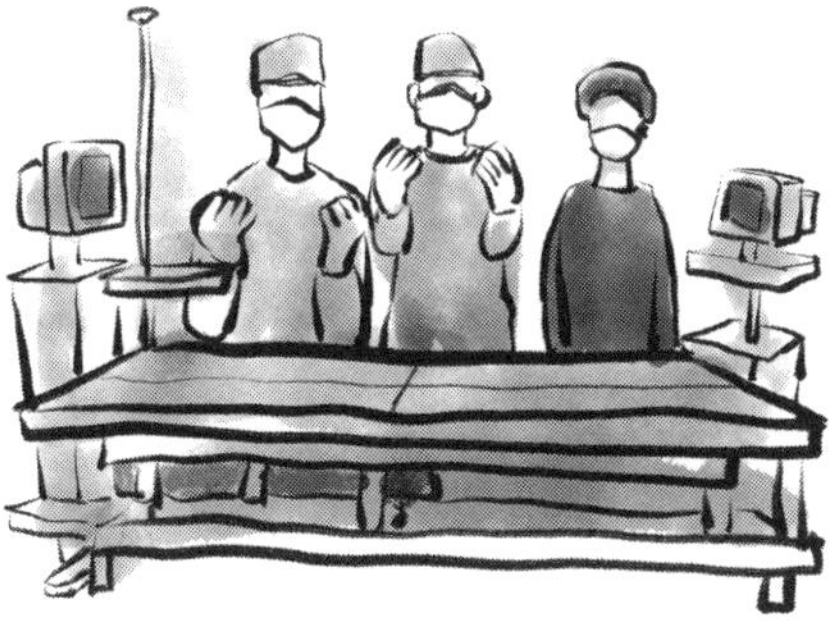

く瞬間を鮮明に覚えています。

スーーーと意識が【無】になる瞬間……心地好いと感じました。

たぶん死ぬときは、こんな感覚なのでしょうか。あとは何も覚えていません。

医師から顔をパチパチされて、

「終わりましたよ」

と告げられます。

意識が朦朧としていて、よくわかりません。そのままＩＣＵ（集中治療室）へ直行です。


手術中は何をされたかわかりません。

あとから医師、看護師、家族から聞きましたが、手術は7時間かかったそうです。

胃壁が破れているので内容物が外に漏れ、腹膜炎になっていましたので腹膜もかなり切除して、内臓を身体の外に出して3回洗い流し、洗い流した水は3回とも、がんの種が残っていないかを検査したそうです。少しは残っていたようですが。

がんは横に広がっていなかったので、胃の半分が切除になりました。

救急車をお願いしたのは、正しい選択でした。

医師から、

「あと1時間総合病院への到着が遅かったら、手遅れになっていたでしょう」と言われました。

切り取った胃は、手術後の説明で女房に見せられたそうですが、何かに食いちぎられたような穴が空いていたそうです。

このとき初めて、スキルス胃がんだと告げられたのです。

入院（ICU・HCU・一般病棟）

【ICU（集中治療室）】

ICUは薄暗い部屋で、私も含めて4人ぐらいがリクライニング式のベッドに、身動きもとれず張り付いています。

私の身体には、いろんな管が取り付けられています。鼻には酸素吸入の管、右手には点滴用の管（点滴は常におこなっているので、針は静脈に埋め込んだまま）、お腹にはドレーンと呼ばれる体内に溜まった水分・血液・リンパ液、膿瘍などを体外に排出するための管が4本縫い付けられ、管の先には排出液を溜めるボンボンみたいな容器が付いています。また、尿管には排出用の管、胸には心拍数・心電図・血圧・体温などを測定するための電極が貼られています。管だらけで身動きがとれません。

この4本のドレーンだけは、一般病棟に移ってもしばらくは取れませんでした。


頭は朦朧としているのですが、全身麻酔が切れて傷口がすごく痛むのです。痛くなったらボタンを押して、自分で鎮痛薬を血管から注入するようになっていましたが、この鎮痛薬が効きません。またまた、痛みとの闘いです。

朦朧としていますので悪夢を見ているような、幻覚を見ているような、別の部屋のガラス越しから監視されているような、人体実験をされているような不思議な感覚です。

眠れませんので、いろいろと考えます。

ちょうど送り盆でしたので、先祖の誰かが私を一緒に連れて行こうとしたが、先祖の誰かがまだ早いと送り返したのかな……と考えたり、このまま別の世界に行っても、よいかなーと思いました。

痛みに耐えながら、ぜんぜん眠れずに一晩を過ごします。

とにかくＩＣＵでは、安静にして痛みに耐え、身動きもできず、ひたすらベッドに張り付いているのです。

そんな状態でＩＣＵに３日間もいました。

【ＨＣＵ（高度治療室）】

その後はＨＣＵに移されます。ＨＣＵは、ＩＣＵと一般病棟の中間に位置する治療室で、おもに大手術のあとの病状の回復など高度な治療と看護が必要な患者を対象としています。この治療室で、やっと鼻からの管と尿管からの管が抜けました。でも、まだ心拍数・心電図・血圧・体温などを測定する機器とは、つながっています。

ＩＣＵでは、身動きがとれないままベッドに張り付いていましたので、記憶は曖昧だったのですが、ＨＣＵではちょっとだけ余裕を感じましたが、記憶はところどころで欠けています。どうしてなのかわかりませんが、全身麻酔の影響なのかなと思っています。あとで、家族から私の行動を聞かされて記憶にないので、え〜〜〜そんな無茶をしたのかと驚くばかりです。

ＨＣＵでは、ベッドに張り付いていませんので比較的楽ですが、自分で立つと足がふらつきます。転んでは危ないので、トイレに行くときは看護師の方が車椅子で連れて行くようになっていました。

ところが私は何を思ったのか、身体に装着されている電極を自分で外してトイレに行ったのだそうです。監視装置が作動しなくなり、看護師の方が飛んで来たようで、女房は、

「看護師の方から、すごく怒られた」

と言っていましたが、自分ではぜんぜん覚えていません。

身体が思うようにならなくて、イライラしていたのでしょうね。


もちろんＩＣＵ・ＨＣＵでは絶食、水も飲めません。ＨＣＵには５日間滞在しました。発症前の身長、体重は１７６cm、82kgだったのですが、たった８日間で15kgも減って67kgになりました（不謹慎ですが、減量するには入院するのもいいかもしれませんね）。

【一般病棟】


やっと待望の一般病棟に移されました。４人部屋です。

一般病棟に移っても最初はやはり絶食、水も許されません。

心拍数・心電図・血圧・体温などを監視する機器からは解放されましたが、ドレーンの装着はまだ、外れません。

ドレーンの管の先には、野球ボールを少し大きくしたぐらいのボンボンみたいな容器が、４個ぶら下がっています。トイレに行くときは、点滴液を掛ける移動式の棒と、４個のボンボンみたいな容器をもって行かなければなりません。非常に鬱陶《うっとう》しいです。

しばらくすると、看護師の方が、持ち手の長い紐が付いた紙袋をもって来られました。使い方は、長い紐を首からぶら下げて袋の中にボンボンみたいな容器を入れるのです。

さすがに、ノウハウが蓄積されているなーと感動します。

これで歩くのが、かなり自由になりました。

やっと水が飲めるようになり、食事も重湯ですが食べられるようになります。退院するまで、普通のご飯は配膳されません。退院する前日は八分粥でした。

コーヒーも許され、朝の楽しみは一階のコンビニで新聞の朝刊とコーヒーを購入して、病室でゆっくりと過ごすことです。

一般病棟生活も中盤にさしかかったころ、やっとドレーンが外れました。

管を留めている糸を切って、お腹から４本の管を引き抜くのです。痛かったですが、異物から解放された喜びは大きかったです。あとは点滴用の注射針だけです。

その後、何日かして手術をされた副担当医師が、突然病室に来られました。

副担当医師は、

「お腹を切除した脂肪の部分が、炎症を起こしているので消毒します」

と言われます。夏だったので、化膿したのでしょう。

私は古い人間ですから、

「オキシドールで消毒するのですか?」

と尋ねると、返ってきた答えは、

「オキシドールは、細胞を傷つけますから真水で洗います」

と言われました。

手術でお腹を切除したあとは、筋肉は糸で縫ってありますが皮膚はホッチキスで留めてあります。ホッチキスを外して、皮膚を開いて真水で洗浄するのだそうです。

それもこの病室のベッドの上で!!

(ひえ～～～ 容赦ないですね～～～)

付き添いの看護師の方が、私のベッドの上にビニールシートを敷いています。

副担当医師から、

「ベッドの上に寝てください」

と指示があります。

(覚悟を決めないといけません!!)

副担当医師は、部分麻酔注射を打ちながらホッチキスを外しています。私は、「痛い、痛い」

と叫びます。その都度、部分麻酔注射を打たれますが、意識がはっきりしていて処置の様子が見えていますので、さらに痛みを感じます。

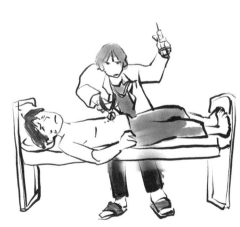

同室の患者さんもおられますが、見かねたのか、「ガンバレー」と声援を送ってくれました。

皮膚をガバッと開いて、ガーゼに沁み込ませた真水で炎症を起こしている部分を洗うのです。

終わったら、部分麻酔注射を打ちながらホッチキスで留めていきます。またまた、痛みとの闘いです。

思いもよらない処置により、私のお腹の傷跡は真っ直ぐではなく、蛇行しています。胃の手術のときも緊急でしたので、急いで切除されたのでしょう。

命が救われましたので、ぜいたくは言えません。

一般病棟での後半は、ゆっくりできました。時間が身体を治しますので、のんびりとしているだけです。総合病院の中は自由に歩けますので、あちこち動き回っていました。

気づいたのは、患者が運ばれて来る救急車の多さです。一日に10台以上の救急車が入って来ます。その様子をぼんやりと眺めていました。

そしてついに、退院する日が決まります。

退院

やっと退院する日が来ました。長い、長い闘いでした。

朝の検査のあと、点滴用の注射針が抜かれ、医師の訪問巡回が終わります。私服に着替え、あとは家で飲む薬と入院・手術費の請求書が来て、支払いが終われば自由です。

手術していただいた副担当医師が来られましたので、私が、

「カツ丼が食べたいので、帰りに食べてもよいですか?」

と聞きましたら、あっさりと、

「よいですよ」

と言われました。

この副担当医師とは、次の入院でまたお会いすることになります。

退院する日の体重は、63kgまで落ちていました。大人になってから、一番スリムだった高校時代の体重と同じです。でも、若さが違いますから、身体全体の筋肉はゲッソリと落ちていました。

総合病院の帰り、女房とカツ丼を食べに行きましたが１／３も食べられません。(カツ丼を食べても大丈夫だなんて、さすがに医師はよくわかっていらっしゃる)

それで、父親のことを思い出しました。

父親は胃がんで他界しました。それも私と同じスキルス胃がんです。父親の場合は、すごい量の吐血をしたそうです。

すぐに救急車で医大病院に運ばれて緊急手術を受けました。その後家族への説明があり、医師から、

「あちこちに転移していて余命３ヵ月です」

と告げられました。医大病院でも治る見込みがないので、傷口が落ち着いてから自宅近くの個人病院に転院させられます。その個人病院へは、私が車を運転して連れて行ったのですが、父親は、

「蕎麦が食べたい」

と急に言います。

蕎麦屋に入り、温かい蕎麦を注文しました。父親は、

「幼児が使う小さな茶碗でよい」

と言います。でもそんな小さな茶碗でも全部食べられませんでした。

父親は67歳で他界しましたが、私は61歳でスキルス胃がんを発症しました。

そんな昔を思いながら、帰途に就きます。


退院してからは自宅療養です。まだしばらくは会社には行けません。

貧血ぎみでしたので病院からもらった造血剤と、胃液が逆流するのを防ぐ薬を服用しておりました。これは、胃切除手術の後遺症を和らげるための薬です。

ちょっと女房と外出したときも、貧血のせいかめまいがして、その場に座り込みました。貧血を解消するには、ずいぶん時間がかかります。


さてさて、これからが大変です。体力が回復したら、転移・再発を防止するための抗がん剤服用が始まります。

すでに、開腹手術の後遺症による苦しみは始まっていました。

まだまだ、スキルス胃がんとの闘いは続きます。

第2章

手術の後遺症と抗がん剤の副作用

胃切除手術の後遺症とは何か……。

抗がん剤の副作用とは何か……のお話ですが、自分でもよくわかりません。私の身体に聞いてくださいと言うしかありません。

自分の意思で、自分自身の身体をコントロールできない。これは、どうしてなのでしょうか……。

身体に負担の大きい外科手術で、内臓をメスで切り取る。抗がん剤の薬物で、正常細胞の機能まで殺してしまう。これらの治療は、現代医学がん治療での【標準治療】なのですから、仕方がないのでしょうか。

今まで自分の意思でコントロールしてきた身体が、突然変わり苦しみます。

胃切除手術の後遺症には、7年5ヵ月も経過した今でも、以前ほどひどくはありませんが苦しめられています。体質が変わったのでしょう。胃を切除して10年以上経過された方でも、後遺症に苦しんでおられるのだそうです。

もう過去の自分を忘れて、これが正常だと思うしかありませんね。

抗がん剤の副作用は、服用を中止して3年を過ぎたころに治り、以前の身体に戻りました。

副作用はいろいろとありますが、最後まで残ったのは味覚障害です。何を食べても美味しくないのです。それどころか、見ただけで気持ちが悪くなります。

３年を過ぎて味覚が復活しましたが、そのときの食事の美味しかったこと、美味しかったこと。味覚細胞が突然復活したのです。


退院してやっと自宅療養が終わり、２ヵ月ぶりに会社に復帰しました。お見舞いに来ていただいた皆さま方に、ご挨拶をして自分の職場に戻ります。

この時の体重は、63kgから67kgまで回復していました。規則正しい生活をしていましたので、血液検査の数値は優等生です。

体力が回復したところで、再発を防止するための抗がん剤服用が始まります。胃切除手術の後遺症はすでに始まっており、体質の変化に戸惑っていました。

胃切除手術での後遺症と、抗がん剤服用での副作用は、まったく別で性質の違うものですが、がんを原因として現在の医療レベルでの処置による以後のさまざまな症状が私を苦しめます。

胃切除手術の後遺症とは

胃切除手術の後遺症でどんなにひどい目にあったのか（まだ継続中ですが）、抗がん剤の副作用でどんなにひどい目にあったのか……。

どちらから先にお話ししようかと迷ったのですが、普段の生活をする上で支障が多い、胃切除手術の後遺症からお話しします。

これは大変です。命には別状ありませんので、身体の機能（体質）が変わったのだと納得すればよいのですが、日常の生活をする上では、すごく、すごく不便なのです。

胃切除手術の後遺症は、食べたものが腸に一気に流れ込んで生じますが、さまざまな症状と個人差があります。

主な症状としては、

①逆流性食道炎

②早期ダンピング症状（食べると、すぐお腹がグルグルする）

③ガス（おなら）が頻繁《ひんぱん》に出る

④手術後の癒着、腸閉塞

⑤慢性的な下痢や吐き気（人によっては下痢と便秘を繰り返す）

⑥貧血（鉄欠乏性、ビタミンB12欠乏性）などです。

また、胃の全摘手術の場合は小胃症状（少ししか食べられない）、後期ダンピング症状（食後2時間くらい、または空腹時に冷や汗、心臓がドキドキする）などが加わります。

私の場合は胃半分切除、また担当医師から逆流性食道炎にならないように、事前に胃液が逆流するのを防ぐ薬を処方されていましたので、逆流性食道炎からは免れました。

私を苦しめた症状は、貧血、ガス（おなら）、慢性的な下痢、腸閉塞です。

腸閉塞は正確に言いますと、腸捻転で再入院となり、入院中に腸閉塞を発症しました。腸捻転のお話は長くなりますので後ほど……。

ここまで読まれた皆さま方は、命には別状ないので、たいした問題はないのでは……と思われるかもしれませんが、これがこれが、普段通りの生活が送れなくなるのです。また、今まで経験のない貧血を解消するには、長い時間がかかりました。

これからは、尾籠《びろう》な話になりますが、現実のことですのでご容赦ください。

ガスは、これでもか、これでもかというぐらいに出ます。よくもまあ〜、これだけのガスが体内にあるものだと自分でも驚きます。

頻繁にトイレに入って、ウォシュレットの水圧で刺激してガス抜きをしますが、それでも次から次へとガスが発生するのです。所構わず出るのですが、おならはそんなに普段の生活に支障はありません。

（少しは周りに迷惑をかけますが、別の場所に行ってこっそり出すとか、もうこの歳ですからおならが出るのはそれほど恥ずかしくはありません）

問題は、慢性的な下痢の症状です。私の場合は、便秘にはならないで下痢が続きます。この下痢を我慢できないのです。急に便意を催して、出るまでに10秒も我慢できません。笑いごとではなく、普段の生活ができない非常に困った問題です。トイレまで10ｍも離れていないのに、我慢できずお漏らしをするのです。

女房は、

「羨ましい、そんなに出るのなら早めに出しておけば……」

と言いますが事前には出ません。自分で、少しでも便意をコントロールできれば苦労はしません。

最初のころは、一日のうちに何十回も便意を催しますので、トイレの前から離れられません。

一番困るのは、公共交通機関に乗車したときです。よく地下鉄を利用していましたが、車内で急に便意

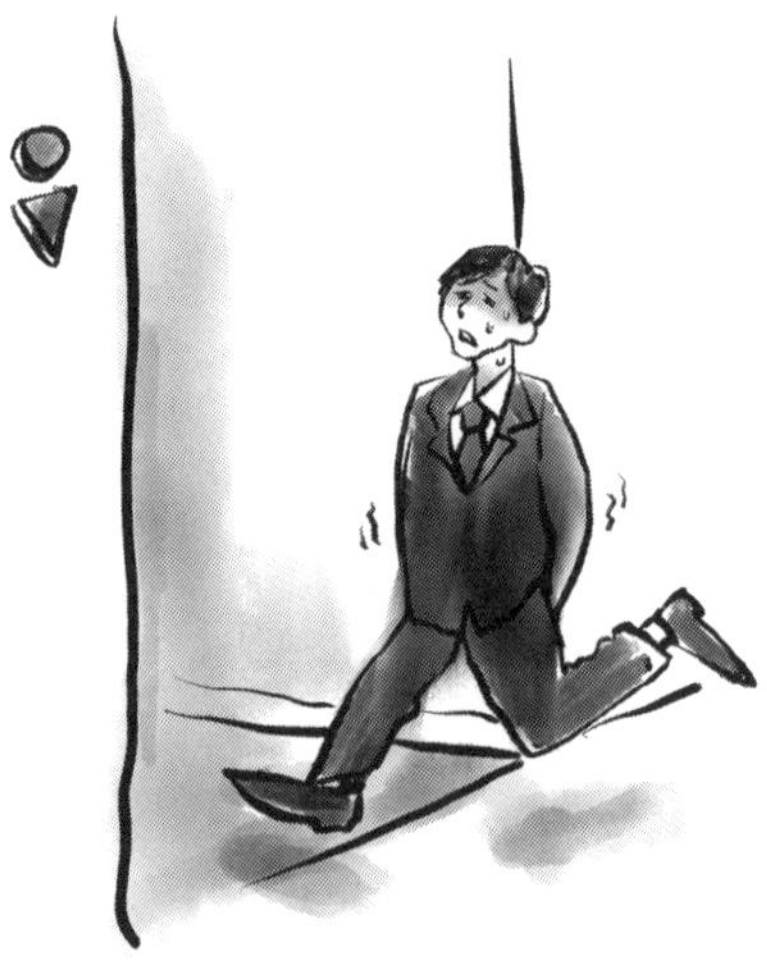

を催し慌てて次の駅でトイレに駆け込みますが、間に合わない場合が多いのです。

一度バスで帰宅した折、自宅近くまで来ているのに便意を我慢できません。次のバス停で降り道端で処理をしようとしましたが、間に合わずズボンの中はドロドロです。

（ひえ〜〜〜）

女房に電話して迎えに来てもらいましたが、車の助手席に大量の新聞紙を敷いて、窓は全開にして這《ほ》う這《ほ》うの体《てい》で帰宅しました。

その後も何度か、ズボンの中がドロドロになる体験をし、大人用の紙おむつを着用するようになりました。

私だけなのかなと思って、胃を切除された方々の体験記を読みましたが、やはり紙おむつのお世話になったそうです。紙おむつは、なかなか取れません。

２０２３年１月現在、手術をしてから７年５ヵ月が経過しています。紙おむつは取れましたが、私の日課は朝起床したら必ず何度かトイレに行って、ウォシュレットの水圧で刺激して強制的にガスと便を出すことです。こうすると、大量のガスと便が出ます。

でも、こんなに予防をしているのに、今でも月に１〜２回は、スーパーなどに買い物に行って急に便意を催し間に合わず、お漏らしをするのです。

一体、私の身体はどうなったのでしょうか。

まあ何とか普段の生活もできているし、体質が変わったのだと諦めています。

抗がん剤の副作用とは

総合病院を退院したとき、次回の訪問日が決められていました。抗がん剤を服用する日程の説明と、抗がん剤副作用の説明です。

私が服用する抗がん剤は、経口剤の【ＴＳ１】。強さは中程度で、広く使用されているそうです。

あとになってわかったのですが、副作用は相当厳しいです。これが中程度なら、強い抗がん剤はどれだけの副作用で苦しむのだろうか……と。

担当医師から【ＴＳ１】の服用方法と、副作用の説明があります。

服用方法は、４週間服用して２週間休む。これを【１クール】と言います。これを【10クール】続けます。単純に計算して約14ヵ月間続けるのですが、これが標準治療だそうです。

私を担当した医師は、常識的で立派な方です。担当医師の治療方針は、標準治療だと思います。その後も標準治療について、何度も説明されました。

抗がん剤の副作用については、詳しくは話されませんでしたが、担当医師は、

「たまに髪が抜ける方がいますが、これは基本的には髪が抜けないタイプの抗がん剤です」

と言われました。さらに、

「それと、顔や手先、足先が真っ黒になります。でも、あなたは男性ですから我慢してください」

と言われました。自慢の髪が抜けなくて助かりました。

抗がん剤の副作用については、それぐらいの説明でしたが、まだまだいろいろとあります。

一つ一つ体験に基づいて、お話ししますね。

まずは、下痢です。下痢は手術を受けてから続いていますので、胃切除手術の後遺症に加えて相乗効果です。これは、【本章　胃切除手術の後遺症とは】で詳しくお話ししましたので省略します。

抗がん剤を飲み始めて、１週間ぐらいは何ともありません。副作用も大丈夫だな〜と思って

いましたが、2週目ぐらいから様子が変わってきます。

顔と手先、足先が徐々に黒くなるのです。顔は全体、手足は甲から先の部分、特に手足の指は黒ずんでいます。それも日焼けしたような健康的な黒ではありません。どす黒い病的な汚い色です。

これはどうしようもありません。世間体は悪いですが我慢するしかありません。公共交通機関の中で、私のようにどす黒い顔の方をたまに見かけましたが、この方ももしかしたら抗がん剤を服用されているのかな～とぼんやり思いました。

次は爪です。手の爪、足の爪ともに変形します。波を打ったような凹凸のある薄い爪に変形するのです。これもどうしようもありません。我慢するだけです。

次は流涙症《りゅうるい》です。これは抗がん剤服用後、3ヵ月ぐらいで突然現れました。歩いていて目に風が当たるだけで、涙がどんどん出るのです。抗がん剤をもらっている調剤薬局の薬剤師の方に相談して、これも【TS1】の副作用と知りました。

これもどうしようもありません。自分の意思で、自分自身の身体をコントロールできないのですから。

次は味覚障害です。これは結構つらいですね。何を食べても美味しくないし、見ただけで食欲がなくなります。味覚細胞が、壊れてしまったのでしょうか。

せっかく体重が復活しているだけに、体重が減るのは何としてでも阻止しなければなりません。そこで自分流のスープを考案してつくりました。免疫力についてはかなり勉強しましたので、免疫力を高める食材、栄養価の高い食材でスープを大量につくり、冷凍保存して温めてから毎日飲むのです。

大鍋にニンニク、人参、タマネギ、ブロッコリー、リンゴ、トマトを大量に入れて形が崩れるまで煮込みます。中でも、免疫力を高めるニンニク、ブロッコリーは大量に入れます。食材の形が崩れるまで煮込むのですから、皮のまま輪切り、ぶつ切りです。

形が崩れたら、澄んだ黄金色のスープになるまで布で何度もこして、量を増やすためにお湯を加えながら、コンソメスープの素で味を整えます。

一度に10日分ぐらいつくりました。残りかすは庭の肥料です。

このスープと、美味しくなくても食事を無理やり食べていたおかげで、体重は安定しています。１年間ぐらい続けましたが、さすがに面倒なので、あとはニンニクのサプリメントに変更しました。

最後に倦怠感です。

肝臓にも、かなりのダメージを与えるのでしょう。服用を始めて9ヵ月ぐらいから、すごく疲れるようになりました。

話は前後しますが、胃の切除手術から4ヵ月で再入院となり、抗がん剤の服用は一旦延期になりました。服用して10ヵ月ぐらいのとき、会社で懇親会がありました。バイキング方式の飲み会で、楽しくお酒を飲んでいましたところ、気分がすごく悪くなります。

早退させてもらって地下鉄で帰宅したのですが、途中気分が悪いのでトイレに入ります。すると生汗がどんどん出てきて、衣服がびしょびしょに濡れているのです。

早く帰宅しようと、便器から立ち上がろうとするのですが、立ち上がれません。身体がすごくだるくて、力が入らないのです。衣服がびしょびしょに濡れていますので、衣服を全部脱いで立ち上がろうともがき苦しみます。

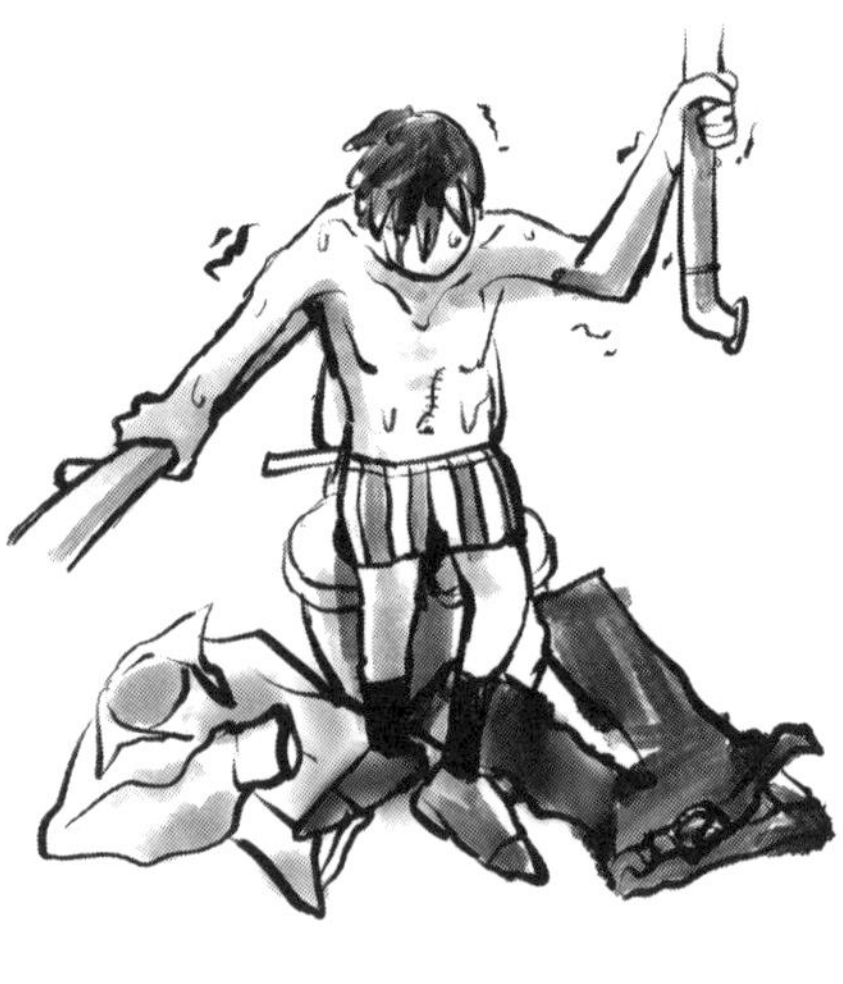

結局、１時間ぐらい悪戦苦闘して何とかトイレを出て、タクシーで帰宅しました。

このとき、私は決断するのです。

自分の意思と責任で、抗がん剤の服用を止めよう……と。

総合病院を訪問して担当医師に、

「抗がん剤の服用を止めます」

と告げると、やはり反対されました。担当医師は、

「標準治療では、10クール服用するマニュアルになっています」

と言われます。私は、

「このまま服用すれば、がん細胞よりも正常細胞が崩れてしまう。私の意思と責任で止めます」

と強い口調で伝えて、抗がん剤の服用を中止しました。

抗がん剤の服用を中止して１年ぐらいで、ガスと下痢、貧血、味覚障害を除いた後遺症と副作用での症状は解消しました。

しかし、ガスと下痢、貧血、味覚障害では、まだまだ長期間苦しみます。

再入院

スキルス胃がん発症での開腹手術から4ヵ月が経過したころ、夜中にまた突然お腹が痛みます。どうして昼ではなく、夜に発症するのでしょうかね。

胃壁が破れたときの激痛ほどではありませんが、かなり痛みます。

23時ごろでしたが、勝手知った総合病院ですから、救急車は呼ばず、すぐに電話して、女房の運転で向かいました。

総合病院では、私のカルテがありますから用意して待っておられました。

すぐに移動式のCT機器で、画像を撮られます。腸閉塞は、開腹手術の後遺症ではガスと同じくらい頻繁に発症しますので、だいたい予想されていたようです。すぐに手術ができる医師が呼ばれます。

検査の結果は、【腸捻転】を発症しており、医師は、

「腸がねじれているので、腸の血管が圧迫され腸が壊死《えし》するので緊急手術です」

と言われます。

私の場合は、スキルス胃がん発症での緊急手術で、内臓を身体の外に出して洗浄されていますので、腸が元の状態に戻ろうとグルグルと動いたのでしょう。

ここで不思議な出来事が起きます。緊急手術と言われた瞬間、痛みが治まったのです。夢のような出来事です。ねじれていた腸が元に戻ったのです。

私が医師に、「治りました」と告げると、医師と看護師の方は呆れていました。

人間の身体は不思議ですね。意識と肉体は、密接につながっているのでしょうか……。若いころは気にもしていませんでしたが、年齢を重ねると身体が老化して、肉体が重荷になります。意識は、肉体から解放されないのでしょうかね。

そんな空想をしても、腸は壊死寸前ですから即入院です。また、絶食で水も飲めません。この入院中では痛みは少なかったのですが、なんと入院期間中のほとんどが水も飲めない絶食状態でした。

入院は、手術をしていませんので一般病棟です。絶食して、安静にして、自分の回復力で治すしかありません。

ここで、前回手術をしていただいた副担当医師の登場です。

（今度は、何をされるのでしょうか……）

しばらくして、腸の壊死状態も癒えましたので、副担当医師に、

「そろそろ水を飲ませてください」

とお願いしました。するとあっさりと許可されて、重湯も許されます。

ところが、次の日から急に高熱が出たのです。39℃以上の熱が5日間も続きました。

看護師の方々は、優しくて氷枕などを用意してくれますが、私は熱には強いほうなので大丈夫です。

高熱の原因がわからないのです。何度もCT画像を撮られて、一生懸命に原因を追求してくださいました。

これがまたラッキーが続いて、良い医師に巡り合ったのかもしれません。

やっと原因がわかりました。CT画像に写りにくい場所で【腸閉塞】になっており、腸が破れて食べた物が外に漏れ炎症を起こしていたのです。また、水も含めて絶食です。

今回の入院で、巡回に来られた主治医は、「すごくやせましたね」と言われました。

この時、体重は60kgを切りそうでした。

(この体重は大人になってから初めてで、私には未知の領域です)

主治医は、

「手からの点滴ではなかなか栄養が摂れませんので、首の血管から点滴しましょう」

と言われます。その言葉を聞いて私は、

「ひえ〜〜〜それは勘弁してください。私には無理です。断固拒否します」

と言うと、主治医は、

「本人がそこまで言うなら、仕方がないですね」

と撤回してくれました。

(良かった、良かった)


高熱が続いたのは、ラッキーだったと思っています。39℃以上の熱が5日間も続いたおかげで、免疫が活性化して、残っていたがん細胞をすべて死滅させたのではないかと思うからです。人間に本来備わった免疫の活躍を、期待しています。

私は免疫力を独学で勉強しましたが、免疫力の強化には【精神的な面】と【肉体的な面】での強化が重要だと思っています。

手術の後遺症と抗がん剤副作用への想い

手術の後遺症、抗がん剤の副作用で自分の身体をコントロールできない。特に抗がん剤は、がん細胞だけでなく正常細胞まで殺してしまいます。

私は自分の意思と責任で抗がん剤の服用を中止しましたが、そう決断したのは肝臓の機能がすごく弱っていると感じた、自分自身の直感を信じたからです。

皮膚、爪、涙腺、味覚細胞などが壊れるのは、すごく不便ですが、肝臓などの重要器官が壊れるのは、何としてでも避けなければなりません。

抗がん剤は止めどきの判断が難しいので、基準として、標準治療では平均的な服用期間が決められているのでしょう。抗がん剤が強く効くのか弱く効くのかは人によって違いますから、抗がん剤の止めどきは、身体と相談して自分自身で決断すべきだと私は思っています。

スキルス胃がんを発症して思ったのは、医師も治療方針に関していろんな考えの方々がおられるということです。

突然ですが、弟の話をします。

弟は、私から2年後れて61歳のとき、直腸がんが発見されました。すでに肝臓にも転移しています。直腸は手術で取り除き、肝臓がんは抗がん剤で縮小させてから切除する治療方針です。

手術は無事に成功し、肝臓がんもきれいに取り除きました。

問題はこのあと、転移・再発を防止するために、抗がん剤の点滴をするかどうかです。肝臓がんの場合は、入院して点滴での抗がん剤治療になります。

弟の担当医師は大学病院の医師で、弟の楽天的な性格を知って言われたのかはわかりませんが、

「抗がん剤を点滴してもしなくても、がんが発症するときは発症します。点滴しないで体力を温存したほうがよいです」

と言われたそうです。私は弟に、

「良い医師に当たったね」

と言いました。

その後、弟は転移・発症はしていません。

標準治療は、現在の医療水準で臨床試験などを経て、すでに確立された治療法です。でも、がん治療での標準治療は、抗がん剤で効果があった人と、効果がなかった人との平均で確立された治療法ですから、【平均】ではなく、患者一人一人の症状や治療の経緯、性格などに合わせた治療方法も必要だと思っています。

そんなふうに私は考えるようになりました。

第3章——がん転移・再発の告知

2016年12月、経過観察中の定期検査で直腸に腫瘍のようなものと、直腸近くの腹膜に、多数の盛り上がった粒のようなものが発見されました。

担当医師から、スキルス胃がんから転移・発症していると告げられます。

この告知をどう判断しましょうか……。どう対処しましょうか……。がんとどのように向き合いましょうか……。

面倒なことになりましたね〜。

でも、私は信じています。

そのときどきでの偶然と、自分自身の意思・判断、またラッキーが重なって今の自分が存在しているのだと……。

ラッキーがアンラッキーに転じる。アンラッキーがラッキーに転じる。これは、何なのでしょうか。偶然が限りなく連続する人間の社会に身を置いている以上、当然と言えば当然なのかもしれません。

でも、普通に暮らしていたら偶然の連続など感じないし、気にもしていないですよね。偶然の連続を実際に体験して、アンラッキーがラッキーに転じて今の健康体がある。

この章は、そんな不思議なお話です。

再検査

スキルス胃がんを発症して1年4ヵ月、抗がん剤の服用を中止して4ヵ月が経過していました。3ヵ月ごとの定期CT画像検査で、担当医師から、

「直腸に腫瘍のようなものが写っています。それに血液検査でも炎症反応が出ています」

と告げられます。

炎症反応とは、体内に細菌やウイルスなどの異物が侵入して生じる生体の防御反応のことで、血液検査での【CRP値】で判定します。炎症が強ければ強いほど、値が高くなり、悪性腫瘍、ウイルス感染症などが疑われます。

(私の意思と責任で、抗がん剤の服用を中止したのですから仕方がないですね)

抗がん剤の副作用から、やっと逃れられると思ったのに、スキルス胃がんとの闘いは、まだまだ続きます。

担当医師から、

「詳しく調べるために、PET検査をしましょう」

と言われました。

ＰＥＴ検査とは、放射線同位元素を付加したブドウ糖代謝の指標となる18Ｆ－ＦＤＧという薬を用いた検査で、がんの診断方法として放射能を含む薬剤を用いる核医学検査の一種です。ＣＴ検査は形の異常を診るのに対し、ＰＥＴ検査はブドウ糖代謝などの機能から異常を診る精度の高い検査です。

簡単に言えば、がんの大好物なブドウ糖に放射性同位元素を付加した薬を点滴で体内に注入し、画像撮影をする検査です。もしもがんであれば、画像撮影でブドウ糖ががん細胞に集まり画像にその部分が光って写るのです。

ＰＥＴ検査の結果は、みごとに【黒】です。

担当医師から、

「直腸近くの腹膜にも、がんが転移しています。病名は【腹膜播種《ふくまくはしゅ》】です」

と告げられます。

腹膜播種とは、がんの腹膜への転移を言います。がん細胞の種が、播《ま》かれたようにお腹の中に散らばる様子から付いた名前です。腹膜播種は、胃がんにおいては【リンパ節転移】【肝臓転移】と並んで、最も頻度の高い転移の一つです。

特にスキルス胃がんでは、発見された時点で腹膜播種であることが少なくないそうです。

にわかには信じがたい告知です。そんな馬鹿なとは思いましたが、でも怖くはありません。以前は、検査の結果を聞くときにはドキドキしていましたが、不思議です。スキルス胃がんからの転移なのに、あまり怖くないのです。がんを発症し、いろいろと体験して考え方とか、性格が少し変わったのでしょうか。

担当医師から、

「胃がんからの転移は、標準治療では抗がん剤・放射線治療となっていますので、放射線科を紹介します」

と言われます。

また、標準治療が登場しました。

前にもお話ししましたが、私は、標準治療だけの治療法には疑問をもっています。標準治療だけではなく、患者一人一人の症状・治療の経緯・性格などを考慮した、治療方法も必要だと思っています。

私としては、腸閉塞での入院中に39℃以上の高熱が5日間も続いたので、がん細胞はすべて死滅したと思っていますが、これだけいろんな検査の結果は黒で、これだけ証拠を突き付けられたら仕方がないかと、他人ごとのように思いました。

放射線科受診の予約日が、決まります。

外科から放射線科へ

外科の担当医師から紹介された、放射線科を訪問する日になりました。まずは、私の担当になる主治医との面談です。

私を担当する医師はかっぷくが良く、放射線科でも上位の医師なのかなと思わせる風貌です。話の内容は、抗がん剤・放射線治療の説明ですが、ほとんどが副作用についての悲観的なお話で、ああいう副作用が出る、こういう副作用が出る、といった内容です。

治療方針として、患者には最初に副作用の弊害を伝えておられるのかな……と思いました。

これからのお話は、腹が立つシーンが多くて、つい私の言葉が乱暴になりますが、ご容赦ください。

(驚く、呆れる、はらわたが煮えくり返る……ばかりです)

この医師は、治療のステップごとに説明し、その都度、承諾書に署名をさせられました。治療中に、何があっても納得していますと、承諾する署名です。5枚ほど、承諾書に署名させられました。

私への説明が終わったあと、担当医は、

「ご家族全員への説明をおこないますので、ご家族全員で来院してください」

と言われます。

私には年子の娘と息子がいますが、娘はすでに嫁いで地元にはいません。息子は地元企業に就職して、社会人です。

私は担当医に、

「私の問題なので、家族への説明は結構です」

と断りますが、担当医は、

「大事なお話なので、ぜひとも必要です」

と言われます。この医師は、私の家族全員から承諾書に署名をもらうつもりなのかな～と、心の中で思いました。

この辺りから、担当医への不信感が芽生えはじめます。それほど、担当医の説明は、患者の心を萎《な》えさせるのです。私は心の中で、あなたは医師として患者の苦しみや悩みに対し、治療のための前向きな説明はできないのですか……と思いました。もちろん、顔にも出しませんし、言葉にも出しません。それでは医師と患者の関係が崩れてしまうことは、大人として一応わかっているつもりです。

娘は地元にはいませんので、女房と息子、私との3人で面談を受けることにして、日程調整をしてから息子に連絡をすることにしました。

私への説明が終わりに近づき、私が言葉を選びながら、

「厳しいお話ですね」

と言いましたら、どんな答えが返ってきたと思われますか……。

担当医は、

「抗がん剤と放射線は、毒ですから」

と当然のように言ったのです。

標準治療での抗がん剤と放射線治療は、毒なのでしょうか……。では一体、何のための治療なのでしょうか……。

確かに、そのとおりなのかもしれませんが、患者の萎えた心にとどめを刺すような無神経な発言です。あなたは、患者に毒を盛って高い報酬で裕福な生活しているのですか……。そう言いたくなるほどはらわたが煮えくり返りましたが、もちろん顔には出しませんし、言葉にも出しません。

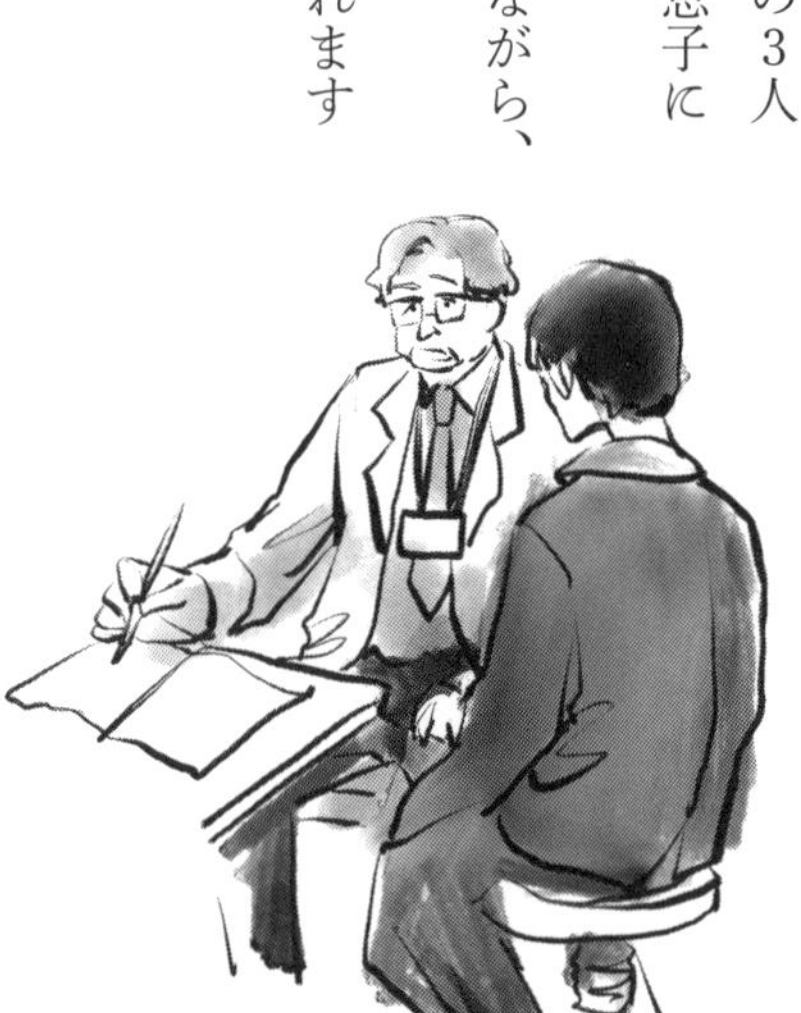

大人ですからね〜。

帰途に就くと、どんどん腹が立ってきます……。

何日かして、私の家族と担当医との面談の日です。息子は、職場から駆けつけます。家族との面談の内容は、私が想像していたとおりでした。抗がん剤と放射線治療副作用のお話で、その都度、やはり女房と息子に同意書の署名を求めます。

医師としての立場はわかりますが、医師として本当に患者のことを考えているのかなと、直感的に思いました。難関の医学部に入学されたのでしょうから、小さいころから優秀で頭脳明晰だったのかもしれません。でも優秀な方に共通するのは、良く言えば合理的、悪く言えばデリカシーに欠けるところがあるようにも思います。

家族は黙って医師の説明を聞いていました。もちろん、同意書には署名します。それしか、選択肢がないのですから。

面談が終わって帰り際、担当医は、私の息子に対し、

「お父さんの治療は、覚悟してください」

と信じられないような言葉を発しました。

さすがに、このときは顔色が変わりましたが、それでも言葉には出しません。

はらわたは煮えくり返っています。どうしてこの医師は、患者の心を逆なでするような発言をするのか……と。

私は決断するのです。【抗がん剤・放射線治療】はしない……と。ほかに代替治療はありませんが、開腹手術をして、腫瘍らしきものを切除する決断をするのです。

開腹手術への決断

これからが大変です。

放射線科に移っていますので、総合病院の外科を訪問して、私の担当医師に、

「外科に戻してもらって開腹手術をしてください」

とお願いしました。ところが担当医師は、

「標準治療ではないですから」

と言われ、難色を示されます。またまた、ここで標準治療の壁が立ちふさがります。担当医師は、

「ここに胃がんからの転移・再発は、手術をしないで抗がん剤・放射線治療をおこなうと書い

てあるでしょう」

と言って、私に標準治療のマニュアル本を見せます。担当医師は、いくら私が手術をお願いしても首を縦に振りません。総合病院の帰り、どうしたものかと思案します。

私は以前からお世話になっている、かかりつけの町病院の医師に相談することにしました。かかりつけの医師には、私がスキルス胃がんで緊急手術を受けたことは、総合病院からすでに連絡が入っています。相談に行って、私は

「総合病院の担当医師から、スキルス胃がんから転移・再発をしていると言われました」

と告げます。すると、

「病名は何ですか？」

と聞かれたので、

「腹膜播種と言われました」

と答えます。かかりつけの医師は、

「はぁ〜」

とため息をつかれたのです。そんなにも重大な病気なのでしょうか……。

開腹手術をして、腫瘍らしきものを切除する選択については、何も言われませんでした。

また、私は【悪性リンパ腫】で、大学病院での経過観察中だったので大学病院の担当医師にも相談に行きました。

大学病院にも、私がスキルス胃がんで緊急手術を受けたことは、総合病院から連絡が入っています。

大学病院の担当医師は、

「悪性リンパ腫の可能性もあるので、切除して生体組織検査をしたほうがよいかもしれませんね。もしも、悪性リンパ腫でしたら治療方法がぜんぜん違いますから」

と言われます。

そこで私は一計を案じ、

「先生から、総合病院の担当医師に言ってもらえませんか？」

とお願いしてみました。すると大学病院の担当医師は、

「手紙を書きましょう」

と言ってくれたのです。

光が差してきました。

さっそく手紙を書いてもらい、総合病院の担当医師を訪ねます。総合病院の担当医師は、この医師と同じ大学病院出身者です。その手紙を読んで担当医師は、

「悪性リンパ腫の可能性も若干あるので手術をしましょう」

と、承諾されました。

放射線科から再び外科に移ります。

手術・入院

いろいろとありましたが、開腹手術で、腫瘍らしきものを切除する治療方針になりました。直腸には腫瘍らしきものがあり、下腹部の腹膜には多数の盛り上がった粒があるらしいのです。

最初の手術は、緊急でしたので手術前の検査はありませんでしたが、今回の手術は日にちも決まっていますので、手術の4～5日ぐらい前に精密検査を受けます。身長、体重などのバイタル測定、尿検査、肺活量測定、血液検査、心電図検査、ＣＴ画像検査、医師との面談などです。肺活量測定は、全身麻酔で呼吸が止まるので人工呼吸器を装着する関係で、測定が必要でした。

入院は、一般病棟に手術前日の午後から入って、翌日の手術に備えます。何もすることはあ

りません。

これがまた、あまり怖くないのです。（不思議ですね〜〜〜）物事を、あまり気にしなくなりました。


手術の日時になります。

運搬用のベッドに寝かされて、手術室に向かいます。何か処置をされましたが、覚えていません。意識は朦朧としています。ただ今回の手術台は、マグロの解体ショーで使うような前回のときのステンレス台ではなかったような気がします。医師から、

「今から始めます」

と言われ、意識がスーーーとなくなります。前回の全身麻酔と同じように、心地好い感触です。

医師から顔をパチパチされて、

「終わりましたよ」

と告げられます。そのままＩＣＵ（集中治療室）へ直行です。

ここで一つ失敗をしたことに気づきました。

手術前面談のときに、担当医師から、

「今回の手術は緊急ではないので、手術後の痛みを和らげるために脊髄《せきずい》に注射針を刺して、痛

くなったら自分で鎮痛薬を注入する方法もありますが、どうしますか？」と聞かれました。脊髄に注射針を刺すのは、さすがに抵抗があって、「前回の手術後の痛みは我慢しましたので、前回どおりでよいです」と答えました。

しかし、これが大きな間違いでした。

ＩＣＵでは、またまたリクライニング式のベッドに張り付いていますが、今回は我慢できないくらい傷口が痛いのです。血管からの鎮痛薬では、効果がありません。脊髄に注射針を刺しとけばよかったと、後悔しました。

ＨＣＵ（高度治療室）は、よく覚えていません。ＨＣＵで治療したかどうかも、覚えていません。ＩＣＵから一般病棟に、直接移動したのかも……。

ただ、今回はボンボンみたいな容器が付いた、４本のドレーンの装着はありませんでした。切開した下腹部は、前回の手術では皮膚をホッチキスで留められていましたが、今回は糸で丁寧に縫ってあります。

一般病棟に移されて、しばらくして担当医師が往診にやって来ました。

担当医師は、

「切除したがんと思われる部分を生体組織検査に出していますのでまだわかりませんが、がんではないかもしれません」

と慎重な言い回しで、私に告げます。

この話は、女房から聞いていました。女房への手術後の説明で、がんと思われるものを切除したとき膿が出たそうです。

それで担当医師は、

「これは、がんとは違うと思った」

と言われたそうです。

下腹部の腹膜で盛り上がった粒は、全部削り落としたとのことでした。担当医師は、

「がんではないかもしれません」

と私に短く告げて、次の病室へ行かれました。

喜んでいいはずなのに感激はあまりありません。直腸への転移がどれほど重い病気なのかは知りませんし、やはりがんとは違っていたのだな、くらいの気持ちです。

がん発症検査の結果はどうあれ、心の中ではがんではないと自分自身の直感を最後まで信じたのです。

退院してから、町病院のかかりつけ医師を訪ねました。直腸の切除手術を決断したのは、報告しています。

結果を報告しますと、かかりつけ医師は、

「あなたが勝ったね」

と言われます。私は、

「先生、勝ち負けの問題ではないでしょう」

と返したのですが、かかりつけ医師は、

「いやいや、あなたが勝ったのだ」

と喜んでくれました。

次に大学病院の担当医師を訪ねました。担当医師は、

「そんな間違いも、たまにあります。下腹部腹膜の盛り上がった多数の粒は、最初の手術のとき異物が下の方に落ちたのでしょう。細胞は異物が付着すると細胞内に取り込みますからね」

と説明してくれました。さらに担当医師は、

「良かったですね」

と言われました。

ぼんやりと、穏やかな気持ちで帰途に就きます。

転移・再発告知への想い

直腸のがんと思われたものと、腹膜で盛り上がった粒のようなものは、がんではありませんでした。

がんと思われたものの正体は、真菌《しんきん》、カビです。真菌は、ウイルス、細菌と同じように感染症を引き起こしますので、PET検査でもがん発症と同じような反応が出たのでしょう。


振り返ってみますと、スキルス胃がんから生還できた要因は、そのときどきでの偶然、自分自身の決断、ラッキーが重なったのだな～と思っています。

スキルス胃がんとの闘いで、最後のラッキーは、放射線科の医師との出会いです。これがもし患者に気遣いができる医師で、「頑張って一緒に治療していきましょうね」と言われていたら、間違いなく抗がん剤・放射線治療を選択していたでしょう。それでたぶん、私はもうこの世にはいないのかもしれません。

放射線科の医師に感謝しなければなりません。抗がん剤・放射線治療はしないと、決断させてくれたのですから……。

また、悪性リンパ腫で、経過観察中であったのも幸いしました。

まさに、アンラッキーと思っていたことが、ラッキーに転じたのです。

スキルス胃がんを患っていろんな体験を通じて、多くの情報・知識・知恵を学びました。

私が学んだ、がんに対処する大きな考え方は三つあります。

１．人生、何が起きるかわからない
私は特別な存在ではなく、内外の偶然の連続により、いろんな事象に遭遇する。
２．人生、なるようにできる
なるようにしかならないけれど、自分自身の意思と決断で、なるようにできる。
３．医師だからと言って、全面的に信用してはいけない
医師も、いろんなタイプの方々がおられますから、疑問があったらセカンドオピニオンを試みる。

また、がんの治療を体験して学んだ考え方は、

1．がん治療方針は、医師と相談して自分で決める
2．抗がん剤の止めどきは、身体と相談して自分で決断する
3．自分自身の直感を大切にして、最後まで信じる

これらの体験で学んだ情報・知識・知恵を支えとして、これからもスキルス胃がんと闘い続けます。

第4章

がんとどう闘うのか

私は、スキルス胃がんを患って、いろんな体験を通じて多くの情報・知識・知恵を学びました。がん最新治療情報、免疫力の知識、死生観、人生観などです。

がん最新治療では、【標準治療】だけでなく、保険診療枠外での新しい医療を取り入れた【統合医療】についても学びました。統合医療とは、さまざまな医療を統合して、患者一人一人に合った医療を多面的におこなうものです。

これまでのお話は、スキルス胃がんを発症してから手術・入院・治療など、がんとの闘いの体験談でしたが、この第4章では発症したがんとどう闘うのか、これからの【闘い方】のお話です。

加齢などによりがんが発症する仕組みは、生物としての人間の生体では避けられないのでしょう。

(機械の身体が手に入れば、話は別ですが)

問題は、がんが発症するリスクをいかに低減させるのか、また、発症したがんとどう闘うのかだと思っています。

がんとの闘い方

がんとの闘い方には、いろいろと選択肢があるでしょう。

標準治療でのがん治療は、三大治療である【外科手術】【放射線】【抗がん剤】があり、最近では、研究開発・技術の進歩などにより、身体への負担が少ない治療法も登場しています。

一般的には【標準治療】で、がんと闘うことになるのでしょうね。


一方、何も治療しないで【あるがままに生きる】選択もあるでしょう。

外科手術の痛みや後遺症、抗がん剤副作用での苦しみなど身体への負担を考えると、何も治療しない選択をされる方もおられると思います。がんのことは気にしないで、放っておいたらがん細胞が消滅したという事例も、よく耳にします。


【保険診療枠外での先進医療】により、がんと闘う選択もあります。

最近では、抗がん剤で正常細胞への影響が少ない【分子標的薬】や、【陽子線・重粒子線治療】などの一部が保険診療として承認されています。

最近、評価されている主な新しいがん治療法をご紹介します。

①ＡＮＫ免疫細胞療法
②高濃度ビタミンＣ点滴療法
③低分子化フコイダン療法
④正常細胞への影響が少ない抗がん剤【分子標的薬】での治療

また、ＴＶで紹介されていましたが、抗がん剤を使用しないで、がん細胞を兵糧《ひょうろう》攻《ぜ》めにする治療法もあります。高吸収性樹脂を独自の技術でナノ（1ナノメートルは10億分の1メートル）サイズに極小化した腫瘍封止剤を、カテーテルを使ってがん細胞の血管新生（がん細胞は自ら新しい血管「腫瘍血管」をつくって、周囲の血管から血液を引いてくる）にピンポイント投与し、がん細胞の血管新生を阻止して、酸素と栄養の供給を遮断して死滅させる治療法です。

まさに逆転の発想ですね。

人間の頭脳は、すごいですね。人間は、どこまで高度化するのでしょうか。

これらは、これからのがん治療の最先端技術です。少しずつですが標準治療から、一人一人の患者に合った治療法である統合医療に変わりつつあります。

でも現実は、まだまだこれからですね。

私が特に関心をもったのは、【ＡＮＫ免疫細胞療法】です。自分自身の免疫力を活性化させ、自分自身の免疫力でがんと闘うのです。そもそも免疫力が強化されていれば、がんの発症リスクはゼロに近くなるでしょう。

無料のセミナーが開催されていたので、マンツーマンでお話を聞くことができました。【ＡＮＫ免疫細胞療法】とは、人間が本来もつ免疫機能に着目した治療法で、患者から血液を採取・分離して、ＮＫ細胞（ナチュラルキラー細胞）を含むリンパ球を採取し、外部委託機関で培養をおこないます。そして体外で増殖・活性化されたＮＫ細胞を、再び体内に戻すのです。体内に戻す回数は症状によって違いますが、１クール12回、週２回の投与が基本です。投与するとＮＫ細胞とがん細胞が闘うので、高熱が出るそうです。

（う～ん、確かに理にかなっていますね～）

セミナーの最後に、治療の費用はどれくらいでしょうかと、恐る恐る尋ねました。返ってきた答えは、もう何年も前の話ですが、一通りの治療でだいたい４００万円ぐらいだそうです。

ひぇ～、やはり私のような庶民は、自分自身の努力で、免疫力を高めるしかないな～と思いつつ、帰途に就きます。

私のがん治療法は、最初に救急搬送された際の【標準治療】での緊急手術で、スキルス胃がんを切除して取り除くことから始まりました。

その後、転移・再発を防止するために、抗がん剤の服用を始めました。これも【標準治療】での治療法ですが、抗がん剤の副作用により、肝臓の細胞が崩れていくのを感じましたので、自分の直感を信じて、私の意思と責任で服用を中止しました。

標準治療での【抗がん剤服用】に代えて、私が選択した【がんとの闘い方】は、人間に本来備わった免疫力を自分自身の力で強化して、がんと闘うというものです。先端治療である【ANK免疫細胞療法】を参考にしながら、【免疫力とは何か】の課題に挑戦・追求し、【体内で免疫力を高める方法】を模索・習得して、日々の生活の中で実行していく【選択】をしたのです。

免疫力とは何か

免疫力とは、私たちの身体を病気から守る機能だと言われています。

ウイルスなどの異物に対抗する免疫に関しては、生まれつき身体に備わっている【自然免疫細胞】と、抗原が体内に侵入したときに抗体をつくって闘う【獲得免疫細胞】の2種類があります。

【自然免疫細胞の種類】

①好酸球（白血球の一種で、特定の寄生虫に対して身体を守る）
②好中球（体内に侵入した細菌などに、貪食・殺菌で処理して感染を防ぐ）
③好塩基球（寄生虫から身体を守り、炎症反応において重要な役割を担う）
④マクロファージ（体内に侵入した異物を食べる。食べた異物の情報を司令塔のヘルパーT細胞に伝える）
⑤樹状細胞（異物が身体に侵入したときに、T細胞に情報を伝える）
⑥NK（ナチュラルキラー）細胞（細胞の中のウイルスや、がん細胞を攻撃し処理する）

【獲得免疫細胞の種類】

①B細胞（抗体をつくり、侵入した異物が危険なものか判断する）
②形質細胞（B細胞が成熟したもので、抗体をつくって自然免疫の働きを助ける）
③ヘルパーT細胞（B細胞と協力して異物が危険なものか判断し、攻撃の戦略を立案する司令塔）
④キラーT細胞（ヘルパーT細胞の指示を受け、ウイルスに感染した細胞を攻撃・処理する）
⑤制御性T細胞（各細胞の暴走を抑え、免疫異常を起こさないように制御する）

⑥メモリーB細胞（一度侵入した病原体の情報を記憶して、病気にかかりにくい状態をつくる）

これらの免疫細胞は、お互いに連携しそれぞれの役割を果たして、体内に侵入して来たウイルスや細菌などの病原体を、異物と判断し処理しています。免疫が正常に働いているからこそ、私たちの身体は外敵から守られているのです。

こんなにもすごい二重三重の防衛機能に身体は守られているのに、どうしてウイルスや細菌に侵され細胞の異常（がん）などを発症するのでしょうか……。

それはウイルスや細菌、がんも進化（変異）しているからです。

ウイルスや細菌、細胞の異常との闘いは、永遠に続くのでしょうか。これは生物としての人間が、タンパク質でつくられている宿命なのかもしれません。

病気を発症するのは、免疫力が低下して免疫細胞が正常に働かないのが、一番の原因だと考えられます。免疫力が低下してしまうと、自己防御システムのバランスが崩れ、病原体や異常な細胞（がん）などを処理する力が弱まり、病気になりやすくなります。

それでは、免疫力を低下させる原因は何なのでしょうか……。

以下のような原因が、主に免疫力を低下させると言われています。

① 加齢

人間の身体での免疫力は、20歳前後を頂点に下がり続けます。免疫細胞の司令塔、T細胞をつくる不思議な臓器、胸腺《きょうせん》は、生後で10～15g、思春期をピークに30～40gとなり、年齢を重ねるごとに小さくなり、徐々に萎縮して脂肪細胞と置き換わります。

T細胞を増やす能力が、加齢により低下するのが原因です。

その結果、感染症などの病気になりやすくなります。

② 睡眠不足

平均睡眠時間が8時間以上の人に比べて、それ以下の人は風邪をひく確率が3倍以上も高いデータがあるそうです。

免疫細胞は、睡眠中に分泌される成長ホルモン【メラトニン】によって強化されるため、良質な睡眠は重要です。

③ 冷え性・低体温

免疫細胞は、体温36℃～37℃で正常に働きます。冷え性や低体温（36℃以下）になると、免疫力は一段と下がります。

④ ストレス

ストレスで免疫力が低下する原因には、自律神経のバランスが崩れることに関係すると言われています。自律神経には、【交感神経】と【副交感神経】とがあり、この2つのバランスを保つのが免疫機能を正常に働かせるためには重要です。

例えば、【怖い】【悲しい】【怒り】【悩み】などでストレスがかかると、交感神経が緊張し、副交感神経とのバランスが崩れます。これらの神経は、白血球やリンパ球などの免疫細胞に関わっているため、バランスが崩れると免疫力が弱まります。

免疫力を学んで自分なりに考えた【免疫力を低下させない、免疫力を高める】方法は、主に二つです。

① 免疫力を低下させないためには、精神面でストレスを感じにくくすること
② 免疫力を高めるためには、身体の機能面で体温を高めること

特に血液の循環力を強化し、身体の末端まで体温を高めるのが非常に重要だと思っています。これから、この二つについて私が実行していることをお話しします。

〈精神面でストレスを感じにくくするために実行していること〉

私は、免疫力を低下させる最大の原因は、ストレスだと思っています。

61歳のとき、スキルス胃がんを発症しましたが、仕事はまだ現役でちょうどその時期、仕事上で大きなストレスを感じていました。知らず知らずのうちに、免疫力が低下していたのでしょう。

世の中にはストレスを感じやすい人と、感じにくい人がいます。これは、もって生まれた性格が大きく関係するのでしょう。ストレス耐性が低い人は、真面目で几帳面、人の目を気にしすぎ、思いどおりにならないとイライラしやすい性格などと、一般的に言われています。真面目な人ほど、物事にこだわり、悲観的な考え方をする人が多いのでしょう。将来を考えすぎて、ああなったらどうしよう、こうなったらどうしようと悲観的に考えるのです。

突然ですが、再び弟の話をします。

【第2章　手術の後遺症と抗がん剤副作用への想い】で少しお話ししましたが、弟は私から2年後れて61歳のとき、直腸がんが発見され、すでに肝臓に転移していました。

大学病院での治療方針は、

①直腸の切除手術、人工肛門への腸バイパス手術

②肝臓がんを切除・取り除くために、肝臓がんを縮小させるための抗がん剤点滴治療
③人工肛門への腸バイパスを、元の肛門に戻すための手術
④縮小した肝臓がんの摘出手術

合計3回の、外科手術が必要になります。

問題は、肝臓がんを縮小させるための、抗がん剤点滴治療です。私が、胃の切除手術をしてから約2年経過したときのお話です。

私も抗がん剤の副作用にはずいぶん悩まされましたので、弟が抗がん剤の点滴での副作用で苦しんでいるのが、よくわかります（弟は、顔には出しませんが）。

私が、

「抗がん剤点滴での副作用は、大丈夫か？」

と聞きますと、弟は、

「ね〜ごと、なか〜」

と答えました。

私たち兄弟は、福岡県南部地方の出身です。このあたりの地域は、筑後地方と呼ばれており、方言は【筑後弁】です。【ね〜ごと、なか〜】は、標準語で言えば【何ともない】ですが、どちらかと言えば【気にもしていない】といった意味合いが強い言葉です。

弟は楽観的な性格です（学校の勉強にも楽観的でしたね～）。

抗がん剤点滴治療で、弟の肝臓がんはみごとに縮小し、肝臓がんの摘出手術は無事に成功しました。

その後は、【第2章　手術の後遺症と抗がん剤副作用への想い】でお話ししたように、再発防止の抗がん剤点滴をしなくても、約5年経過した時点で、転移・再発はしていません。


まったくの偶然ですが、弟の直腸がんが発見されたのと時を同じくして直腸がんが発見された方を知っています。親しくはありませんが、会社の同僚です。その方も、肝臓に転移されていました。治療方針も弟と同じで、抗がん剤の種類も一緒です。

その方とたまにお会いすると、抗がん剤点滴治療での副作用が、いかにつらいかという話を会う方、会う方全員に訴えられていました。その方は、先のことを悲観的に考え過ぎて、誰かに話さないと不安で不安でしょうがないのでしょう。

肝臓がんが縮小しないので、抗がん剤を変えられたみたいですが、回復されることなく他界されたのです。

人によって、抗がん剤が合うか合わないかもあるのでしょうが、この両者の違いは何なのでしょうか。私は、ストレスが免疫力を低下させ、がんを増殖させた一番の原因だと思っています。

ストレスと、どう向き合っていくのでしょうか……。

それは、個々人の性格の違いにもよりますが、ストレスを感じにくくなるように、自分自身の【考え方】を変えていくことだと思います。

①周りの状況を、過度に気にしない
②嫌な出来事は、すぐに忘れる
③物事には、こだわらない
④将来を考え過ぎるのではなく、今現在の自分自身を心から楽しむ

どうでもいいか〜、何とかなるか〜、まあいいか〜ぐらいの楽観的な気持ちで、無理のない自分自身を楽しむのが大切ですよね。

皆さま方は、そう簡単には自分自身の考え方は変えられないと、思われているかもしれませんね。

私の場合は、胃壁が破れた激痛で、死なせてくださいと哀願しました。死の恐怖より、激痛を何とかして欲しい一心でした。それで死生観、人生観が少し変わりましたが、楽観的な考え方ができる自分自身に変えようと、毎日努力をしました。毎日、毎日を楽しんで、今日を精一杯生きる習慣（訓練）を続けていれば、必ず考え方は変えられます。
そのほうが自分自身にとっても、毎日の生活を楽しむためには、すごく気持ちが楽になりますよね。

〈身体の機能面で体温を高めるために実行していること〉

免疫力を高めるには、身体の末端まで体温を高めるのが重要だと思っています。そのためには体温を高める努力と、血液の循環力を強化する必要があります。
①〜⑤は、一般的に言われている免疫力を高める方法です。

①よく笑う

がんになったけれど、がんは気にしないで毎日を楽しく笑っていたら、がん細胞が消失した事例は、よく聞きますよね。笑う効果として、ＮＫ細胞（ナチュラルキラー細胞）が活性化する、血行が良くなると言われています。

②身体を温めるための入浴

身体が冷えると、免疫細胞の活動が鈍くなります。免疫力が正常に保たれる体温は36℃〜

37℃ぐらいで、体温が36℃から1℃下がると、免疫力が一段と下がると言われています。入浴の効果としては体温が上がる、代謝が上がる、腸の活動が活発になる、リラックスできるなどがあります。代謝や体温を上げれば、免疫力が高まります。

免疫力を高めるためには、40℃ぐらいの湯船に10〜15分入るのが望ましいと言われています。また、炭酸泉は炭酸ガスに血管を拡張する効果があり、血流の改善が期待できます。

③質の高い睡眠

睡眠中は、免疫力アップにつながる成長ホルモン【メラトニン】が分泌されます。質の高い睡眠であるほど【メラトニン】の分泌が促進されるため、免疫力を高める効果につながります。

④栄養バランスのとれた食事を摂る

食材の摂取による免疫力を高める効果については、長くなりますので【免疫力を高める食材】で、詳しくお話しします。

⑤爪もみ

爪もみの免疫力を高める効果は、いろんな方からもお話を聞きますし、免疫力を高める書籍には必ず登場します。理由はわかりませんが、東洋医学での免疫力を高めるツボなのかもしれません。

私もこの爪もみは、スキルス胃がん摘出手術後から現在まで、ずっと続けています。

爪もみの方法は、手の爪の根元両端を、もう一方の手で1本10回もみます。それを指の爪、全部におこないます。それで1セットです。3セットが、私の基本です。

電車の中とか、暇なときや湯船に入っているときに、おこなっています。

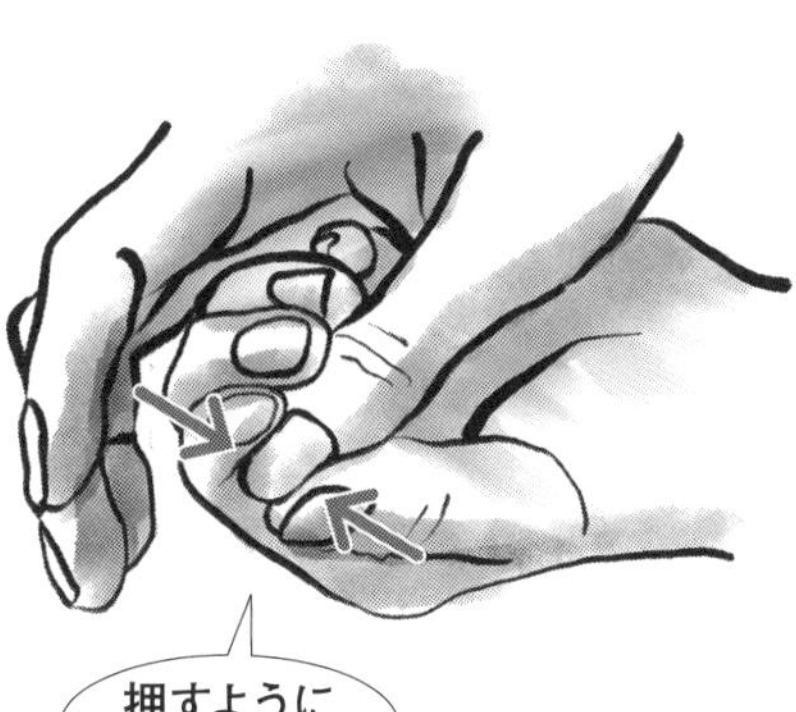

次に私なりに考えて、もう約7年実行している【免疫力を高める】方法をご紹介します。やはり、免疫力を高めるには【入浴】がおすすめですね。手術をしてから3年ぐらいは、1週間に2回ぐらいスーパー銭湯に行っていました。もともと温泉好きですが、入浴設備の種類が整ったスーパー銭湯に行きます。だいたい1回の入浴で、2時間ぐらいは利用しています。
1．最初に、寝転ぶタイプのジェットバスに入浴します。ゆっくりとジェットの泡で身体をな

じませます。

もちろん、ここでも爪もみは忘れていませんよ。20分ぐらい入浴して爪もみは3セットおこないます。

2．次は、少し休んでサウナに行きます。
ミストサウナの設備があれば、そちらを選びます。ミストサウナのほうが、低温度でも高湿度のため、発汗効果が期待できるからです。気持ちいい汗が溢れます。

もちろん、ここでも爪もみは忘れていません。20分ぐらい入って爪もみは3セットおこないます。


サウナを出たら、すぐに水風呂です。

（冷たいですね〜〜〜水風呂では、さすがに爪もみはしませんよ）

水風呂では、身体が燃えて熱くなると意識を集中して、自分の身体に言い聞かせます。この言い聞かせるのが重要です。意識と肉体は、密接につながっていますから。

すると、少しずつ身体の周りの冷水が、温かくなっていくのを感じます。ある程度温かくなったのを感じたら、水風呂を出ます。

これは血管を拡張させ、次に収縮させて血液の循環力を強化し、さらに寒さに負けないように身体の中から熱を発生させて、体温を上げる訓練をしています。最初はなかなか難しいですが、必ずできるようになります。
3．次は、洗い場で身体のリフレッシュです。ここではしばらく休憩です。あまり無理をしてはダメですよ。リラックスが大事です。
4．最後は、人工炭酸泉の少しぬるいお湯に、30～40分ぐらいゆっくりと入ります。炭酸泉のお湯の泡が、肌にまとわりついて気持ちいいですね～。精神的にもリラックスできますし、身体の芯から温かくなります。
もちろん、爪もみはここでも3セットおこないます。

このごろは少し忙しくなって、1週間に1回ぐらいしかスーパー銭湯には行けませんが。

2023年1月現在、約7年間実行して来た、免疫力を高める方法をご紹介しました。


次に、免疫力を高める食材摂取のお話をします。

私は、【免疫力を高める食材摂取】と、【ストレスを感じにくい考え方】の両輪が、がんに負けない身体をつくると思っています。

毎日の食事では、腸内環境を整えるバランスのとれた食材が重要です。免疫機能の大部分は、腸に集中していますから。また、それに加えて積極的に免疫力を高める食材を摂取すれば、より効果的に免疫力が高まると思っています。

免疫力を高める食材

スキルス胃がんとの闘いで得た体験から、免疫力を高める食材をご紹介します。

①ニンニク

【第2章　抗がん剤の副作用とは】でもお話ししましたが、抗がん剤の副作用で味覚障害になって食欲が落ちましたので、体重維持、免疫力を高めるために、食材として人参・タマネギ・トマト・リンゴに、ニンニクとブロッコリーを大量に加えた手づくりの特製スープを約1年間飲んでいました。

ニンニクの主成分【アリシン】は、強い殺菌力をもっており、また血管を拡張し、血行を促進する働きがあり、疲労回復、免疫力アップ、美肌作用、がん予防、冷え性改善などの効果があります。

ニンニクこそが、免疫力を高める最高の食材だと思っています。

食事が焼肉のときには、必ずニンニクを4～6片焼いて食べます。

また、旅行でのお土産品には道の駅などでニンニクの味噌漬け、醤油漬けが販売されていると、必ず2～3個は購入して、酒の肴として食べています。

ちょっと臭くて、周りの方に迷惑をかけますが、自分の身体を免疫力で守ることの方が私には重要です。

②ブロッコリー

野菜の中でもブロッコリーは、栄養価が高い食材です。特にビタミンCは多く含まれていて、レモンより多いと言われています。野菜系のビタミンCは、熱処理しても崩れませんよ。ビタミンCのほかにも、ビタミンE、葉酸、カリウム、クロム、カロテンなどの栄養素が含まれていて、免疫力を高める効果が認められています。

③ブロッコリースプラウト

いわゆる発芽野菜ですが、新芽に含まれる成分【スルフォラファン】は、抗酸化作用、解毒作用が強くて糖尿病や動脈硬化の原因となる活性酸素を取り除く働きがあります。

また、ピロリ菌に対する殺菌効果で、がん予防に効果があることが発見されています。

最近では、高濃度スルフォラファンを含んだ【ブロッコリー（スーパー）スプラウト】がスーパーなどの野菜売り場に並んでおり、簡単に入手できます。

④フコイダン（コンブ、ワカメ、モズク）

フコイダンは、がん治療での【低分子化フコイダン療法】でも知られていますが、硫酸化多糖の一種でコンブ、ワカメ、モズクなど褐藻《かっそう》類の粘質物に多く含まれる食物繊維です。

【フコイダンの三大作用】として、以下の効果が期待されています。

Ⅰ アポトーシス（正常細胞は、一定期間を過ぎると自ら死んでいく機能）誘導作用

Ⅱ 免疫増強作用

Ⅲ 血管新生抑制作用

⑤キムチ

キムチは発酵食品で、健康に良い【プロバイオティクス】（腸内フローラのバランスを改善することにより人に有益な作用をもたらす生きた微生物）が豊富に含まれていますので、腸内細菌のバランスを整え消化をスムーズにします。

特に納豆との相性は抜群で、二つを混ぜれば納豆菌を媒介として乳酸菌が増え、腸内環境を整えます。

⑥コーヒー

コーヒーは、老化やがんの原因になると言われてきましたが、近年ではまったく逆で、健康やダイエットに良いカフェインと抗酸化物質のポリフェノールが豊富とされています。

また、利尿作用があり、体内の老廃物の排出を促進させる効果や、ほっと一息!! リラックスできますね。

ただし、飲み過ぎはよくないので、一日3〜4杯を目途にしましょう。

⑦ お酒

お酒は、健康に対するイメージは悪いですが、【酒は百薬の長】とも言われるとおり、ストレスの軽減につながる効果や少量のアルコールは血管を広げて血圧を下げる効果、血行を良くして身体を活性化させる効果などがあります。

適度に飲めば健康に良いのです。

また、【薬用酒】は血行を良くし、冷え性に効果があります。

【果実酒】では、クコ酒がおすすめです。クコの実には、抗酸化ビタミンと呼ばれるビタミンA・Eが豊富で、【カロテノイド】（動植物に広く存在する黄色または赤色の色素で、抗がん物質として期待される）も含まれています。

そのため、老化・病気の予防に効果があると言われています。

【私が考案した、免疫力を高める特別食のレシピです】

食材はキムチ、ニンニクの味噌漬け、納豆、行者《ぎょうじゃ》ニンニクの醤油漬け、ショウガ、梨、リンゴ、チーズです。行者ニンニクの醤油漬けがない場合は、ニラの醤油漬けを代用しても効果が期待できます。食材の分量は、お好みで。

食べる前に、よくかき混ぜてご飯のお供、酒の肴として毎日食べています。ただし、食べ過ぎは何事もよくないのでご注意ください。

私なりに考えた【免疫力を低下させない、免疫力を高める】方法を約7年間地道に続けてきたおかげで、体温は常に約36・6℃前後、血液検査での肝機能の数値は、基準値の下のほう、体内は熱を感じ身体の末端まで温かいですよ。

また、美容面でも効果があると思います。2023年1月現在で69歳になりますが、肌はツルツル、老人性のシミシワはないに等しいです。髪も猫毛ですが、今でもフサフサです。

主にニンニク（美肌作用）と、身体の末端まで、しっかりと血液が循環しているおかげだと思っています。

健康寿命とは

これまでお話ししました免疫力向上への取り組みを日々実行していますので、体調は万全、風邪などの病気らしい病気を患うこともなく、健康で充実した毎日を穏やかに過ごしています。

確かに免疫力は高まり、健康になりましたが、これからは自分の思うように行動して人生を楽しまなければ何のための健康かわかりませんよね。

最近では、【健康寿命】がよく話題になります。健康寿命とは、健康上の問題で日常生活が制限されないで生活できる期間だと言われています。

厚生労働省が発表した令和3年簡易生命表によると、２０２１年分の日本人の【平均寿命】は、男性81・47歳、女性87・57歳。健康寿命は２０１９年分で、男性72・68歳、女性75・38歳。平均寿命（２０２１）と健康寿命との差は、男性8・79年、女性12・19年です。

あくまでも平均ですが、問題は人生最後の時期に自立した生活ができないで、何らかの医療や介護にお世話になる期間が、男性で約9年、女性で約12年もあるのです。せっかく、平均寿命が延びているのですから、この健康寿命の年数を長くして人生を楽しく、思うように生きたいですよね。

そのためには、免疫力を高めて健康な身体をつくり、それに加えて足腰を鍛える生活習慣が重要だと思っています。

二足歩行は、犬、猫、熊などの動物もできますが、直立二足歩行ができる動物は人間だけです。直立二足歩行では、上半身が骨盤の上に乗っており、それを支えているのは足腰です。足腰には相当の負荷がかかっており、特に股関節や膝関節は、長年の使用でダメージが大きいでしょうね。

今の仕事の関係で、特にシニアの方々を見ておりますと、同じ【実年齢】と思われる方でもシャキシャキと歩く方、ヨタヨタと歩く方、老いの差が歴然と身体に表れています。

どうして同年齢で、肉体での老いの差が生まれるのでしょうか……。

私は、70歳ぐらいまでの生活習慣のあり方が、その後の老いの速さを決めると思っています。毎日の生活習慣の善し悪しが、肉体の老いの速さに影響するのです。

私は、3年ぐらい前から、【相撲稽古での股割りと、スクワットを組み合わせた上下運動】、【つま先立ちでの上下運動】のトレーニングを、毎日それぞれ100回ずつおこなっています。

これは、股関節を柔軟にして、太もも・ふくらはぎ・足首の筋肉を強化するためです。特に、第二の心臓と呼ばれるふくらはぎの強化は、収縮によるポンプ作用で下半身の血流を活発にします。毎日20分ぐらいの運動ですが、それなりにハードなトレーニングなので、下半身の筋肉が強化されます。

直立二足歩行の定めですから、血液は足の末端から重力に逆らって力強く心臓に戻ることが必要ですよね。

健康で病気になりにくい若々しい身体をつくるためには、【免疫力の強化】【健康の増進】に加えて【下半身の強化】を、日常生活の中で取り組むことが非常に重要だと思っています。

おわりに

人間の身体とは何か……。

長い、長いスキルス胃がんとの闘いでしたが、また同時に痛みとの闘いでもありました。

痛みとはなにか……。細胞からの悲鳴なのでしょうが、どうして【痛み】のような、つらい形で発信して脳に知らせるのでしょうか……。

痛みにも、いろんな種類がありますよね。しびれの痛み、鈍痛、鋭利な痛み、激痛など。

素朴な疑問ですが脳に伝える電気信号は、どのような形で痛みを種類分けして、脳に伝達しているのでしょうか……。【痛み】のような、つらい形での発信ではなく、細胞からの悲鳴の種類を緑色、黄色、赤色など光の点滅で発信してくれたら、痛い思いはしなくてもよいのにと、【空想】します。

年齢を重ねるにつれ、身体の機能が正常に作動しなくなり、細胞が悲鳴をあげて発信する【痛み】との闘いは、避けて通れないのでしょうね。

人間として生まれた宿命でしょうか。

スキルス胃がんの手術から、まる7年が経過しましたので、2022年8月25日に、1年前に予約していました定期検査で、総合病院を訪問しました。久しぶりの血液検査、CT画像検査、胃カメラ内視鏡検査です。

総合病院での入院中は、医師・看護師の方々には良くしていただきました。みなさん朝早くから、夜遅くまで食事をゆっくり摂る暇もなく、医療現場の最前線で働いておられます。その姿を、病室から眺めておりました。頭の下がる想いです。

また、女房にもすごく心配をかけました。

私があまり人に相談せずに自分で決め、自分で解決するタイプの性格だと、女房はよく知っていますので、がんのことは口に出しません。転移・再発の告知をされ、手術でがんではないとわかったときは、本当に嬉しそうでした。

黙って見守ってくれてありがとう。感謝しています。

定期検査での結果は異常なしで、やれやれ。

異常なしの結果でビックリしたのは、血液検査で肝機能のいろんな数値が良くなっていることでした。基準値の下のほうに張り付いています。

（どうして、どうしてあんなにお酒を飲んでいるのに～と不思議です）

もちろん休肝日を設け、一週間に3日ぐらいは実行しています。休肝日以外は、一日中お酒をだらだらと飲みながら、パソコンに向かって仕事をしています。これは、私の至福の時間であり、楽しみでもあります。（仕事の効率は上がりませんが……）

やはり免疫力を高める食材の摂取と、ストレスを感じにくい考え方の実行が、影響しているのでしょうか……。おかげさまで、悩みはありますがストレスはありません。

私は、5年平均生存率が約15％～20％しかない暴走性スーパー悪性がん【スキルス胃がん】から、どうして生還できたのでしょうか。

約100人のスキルス胃がん患者の中から、わずか約15人～20人しか生還できないのです。5年平均生存率ですから、実際にはもっと少ない人数しか、完全な復帰はできていないのかもしれません。

ラッキーと思える事柄が重なったのも事実ですが、やはり自分の信念に基づいて、自分自身の免疫力を信じ、免疫力を高める努力を地道に続けてきたからだと思っております。スキルス胃がんの魔の手から、逃れられたのです。

がんという相手を知らないと、闘いはできません。【がん】のことは、【がん】に聞きましょう。相手が重装備で、強い攻撃力をもっているのに、こちらは無防備に近い状態で、竹やり程度の攻撃力では負けるのは当然です。こちらも重装備で身体を守り、ミサイル級の攻撃力を身に付けないと、がんとは闘えません。

外敵から身体を守る【強固な防衛力】、外敵を死滅させる【強い攻撃力】を手に入れるためには、自分自身の免疫力を、【精神面】でも【身体の機能面】でも強化する取り組みを、毎日の生活習慣の中で、地道に実行することなのです。

免疫力を強化すれば、がんが新たに発症するリスクを、減らすことができるのではないかと考えています。

長い、長いスキルス胃がんとの闘いの中で、私の痛みや我慢などのつらい想い、不思議な体験などのお話が、皆さま方にとって、がんという相手を知る上で、ご参考になれば幸いです。

参考文献

閲覧日２０２３（令和５）年１月12日

■やさしいＬＰＳ（自然免疫応用技研株式会社）
https://www.macrophi.co.jp/special/

■ＡＮＫ免疫細胞療法について（リンパ球バンク株式会社）
https://www.lymphocyte-bank.co.jp/ank.html

■わかさの秘密（わかさ生活）
https://himitsu.wakasa.jp/

〈著者紹介〉
星野裕作（ほしの ゆうさく）
1954年１月生まれ
福岡県柳川市出身
現在は福岡県福岡市在住
1977年４月九州の企業に就職
主に経理・総務・企画畑を歩む
2018年３月取締役、常勤監査役を経てグループ企業を
完全リタイア
2020年11月ネットショップ　オリジナルデザイン工房
【花月庵】開店
2021年２月ブログ執筆活動を開始
現在に至る

スキルス胃《い》がんからの生還《せいかん》
あなたならどのように闘《たたか》いますか

2023年7月21日　第1刷発行

著　者　　星野裕作
発行人　　久保田貴幸

発行元　　株式会社 幻冬舎メディアコンサルティング
〒151-0051　東京都渋谷区千駄ヶ谷4-9-7
電話　03-5411-6440（編集）

発売元　　株式会社 幻冬舎
〒151-0051　東京都渋谷区千駄ヶ谷4-9-7
電話　03-5411-6222（営業）

印刷・製本　中央精版印刷株式会社
装　丁　　弓田和則
挿　画　　伊藤水月

検印廃止

ISBN 978-4-344-94264-6 C0095
幻冬舎メディアコンサルティングＨＰ
https://www.gentosha-mc.com/